# PATHOGÉNIE ET ANATOMIE PATHOLOGIQUE

# DES GOITRES

## ET

# DES CANCERS THYROIDIENS

PAR

## Le D<sup>r</sup> Louis DOR

Chef de laboratoire de la Clinique chirurgicale de l'Hôtel-Dieu de Lyon.

EXTRAIT DE LA *GAZETTE DES HOPITAUX*

des 30 avril et 2 mai 1903

## PARIS

IMPRIMERIE F. LEVÉ

17, RUE CASSETTE, 17

1903

# DES GOITRES

ET

## DES CANCERS THYROIDIENS

PAR

### Le D<sup>r</sup> Louis DOR

Chef de laboratoire de la Clinique chirurgicale de l'Hôtel-Dieu de Lyon.

---

EXTRAIT DE LA *GAZETTE DES HOPITAUX*

des 30 avril et 2 mai 1903

---

PARIS

IMPRIMERIE F. LEVÉ

17, RUE CASSETTE, 17

—

1903

# DES GOITRES

## ET

## DES CANCERS THYROIDIENS

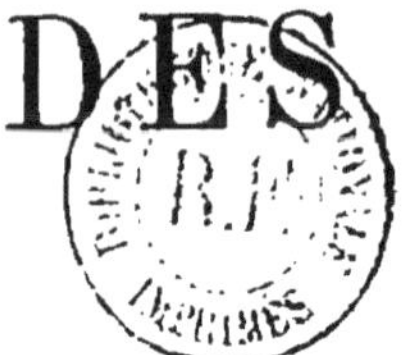

---

MESSIEURS,

Dans une récente leçon clinique M. le professeur Poncet vous a parlé des goitres et de leur traitement. Vous vous souvenez du beau goitreux qu'il vous a présenté. Vous n'avez pas oublié les considérations dans lesquelles il est entré pour proscrire chez ce malade toute intervention chirurgicale et pour recourir, tout d'abord, à un traitement médical.

Ce malade des plus intéressants sera le point de départ de ma conférence d'aujourd'hui, mais pour être mieux compris, je tiens à vous rappeler, en quelques mots, son observation, dont l'importance s'est accrue, avec le résultat thérapeutique obtenu (1).

OBSERVATION. — J. D..., âgé de quarante ans, exerce la profession de maçon dans un petit village de la Loire, situé à une altitude de 800 mètres.

(1) Cette observation a été recueillie et maintenue à jour, avec soin, par M. G. Mouriquand, interne du service, qui présenta le malade, avant tout traitement, à la Société des sciences médicales de Lyon le 11 février dernier.

Plusieurs de ses compatriotes habitant le même pays sont atteints de goitre.

Il est marié. père de quatre enfants bien portants, et dans ses antécédents on ne trouve pas de particularités pathologiques. Aucun des membres de sa famille n'a présenté de goitre.

J. D... s'est aperçu pour la première fois. il y a quinze mois, que son cou grossissait, non sur un ou plusieurs points, mais dans son ensemble.

Comme il n'éprouvait aucune douleur, aucune gène locale, aucun malaise, il ne se préoccupa pas autrement de son état. Il continua de vaquer à ses occupations pénibles de maçon. jusqu'au 10 février 1903. sans avoir jamais fait de traitement.

A cette date, cédant aux sollicitations de sa femme et à des considérations purement esthétiques, un peu tardives, il est vrai, il entra à la clinique, sur les conseils de son médecin. le docteur Carry.

Le cou est le siège d'une déformation considérable dont la photographie 1 donne une bonne idée.

L'hypertrophie a frappé d'une façon égale les trois lobes de la thyroïde. Elle s'étend depuis la ceinture sterno-claviculaire jusqu'aux régions parotidiennes. Elle donne à la région cervicale un aspect monstrueux.

La circonférence du cou, immédiatement au-dessus du lobe médian, est de $0^m54$, et au niveau de ce dernier lobe de $0^m56$.

La palpation donne une sensation uniforme de masses dures. mais rénitentes, et, dans l'ensemble, encapsulées, d'une consistance plutôt molle.

Le diagnostic de M. Poncet fut : *Enorme goitre charnu, polykystique, à marche subaiguë, ayant envahi tout le parenchyme thyroïdien.* Tenant compte de la mollesse des tissus goitreux, des caractères anatomo-pathologiques très probables des lésions : kystes à parois conjonctives très minces, avec contenu épithélial solide, en évolution. etc., de la date pas trop éloignée du début de l'affection, enfin de l'absence de tout trouble fonctionnel. M. Poncet conclut à l'emploi des moyens médicaux, quitte, en présence de leur inefficacité, à intervenir, plus tard, chirurgicalement.

Il décida de recourir à la thyro-iodine de Baumann. mais

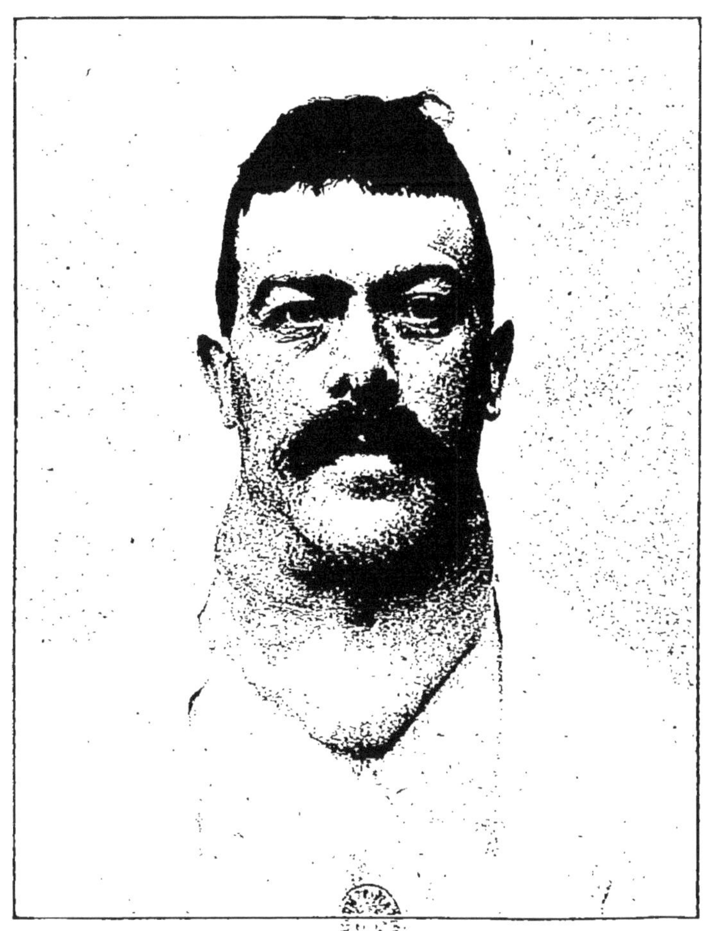

Fig. 1. — *Goitre charnu, polykystique, avant tout traitement.*
Circonférence du cou, dans la partie la plus saillante, 0,56.

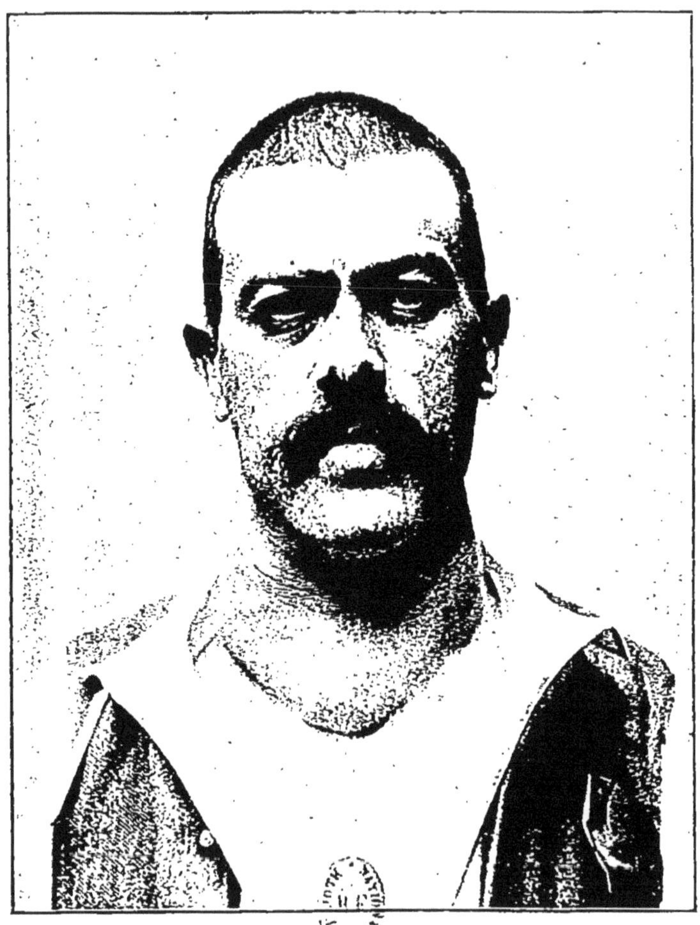

Fig. 2. — *Le même goitre charnu, polykystique. après un traitement médical de vingt-cinq jours par l'iodothyrine.* — Circonf. du cou, 0,51.

auparavant J. D... fut laissé au repos pendant trois jours. Il fut purgé pour favoriser l'absorption du médicament, il prit deux bains de sublimé et la peau de la région goitreuse, préalablement rasée, fut nettoyée avec soin (éther, lavage savonneux) pour rendre plus active l'action de la pommade iodo-iodurée du Codex, employée concomitamment en frictions quotidiennes. M. D... prit, en outre, un grand bain sulfureux tous les deux jours.

Le traitement par l'iodothyrine de Baumann fut commencé le 15 février, à la dose de deux tablettes par jour, de 0$^g$25 (tablettes dites de Bayer).

Dès le 18, l'effet spécifique de cette médication était des plus appréciables, les masses thyroïdiennes étaient plus molles, elles étaient plus indépendantes les unes des autres et les mensurations du cou confirmaient cette régression.

| 18 fév. Circonférence au-dessus du lobe médian .... | 0$^m$52 |
| —       au-dessous     —     . | 0$^m$55 |
| 19 fév.    —     au-dessus      — | 0$^m$51 |
| —       au-dessous     — | 0$^m$54 |

Le malade ne présente aucun signe d'hyperthyroïdation. Il trouve son cou plus libre, « plus dégagé. »

L'examen des masses révèle la présence de traces d'iode, attribuables aux frictions iodo-iodurées, et non à l'iodothyrine, et d'un peu de globuline.

En présence de cette tolérance générale, la dose de thyro-iodine est portée le 25 février à 3 tablettes par jour, c'est-à-dire à 0$^g$75, le 2 mars à 4 tablettes, 1 gramme.

Dans ce laps de temps, atrophie progressive, le 10 mars, les mensurations du cou donnent 0$^m$48 et 0$^m$51.

On sent, de plus en plus nettement dans le goitre, des noyaux indurés, des kystes isolables, comme ratatinés, formant un bloc plus dense, et en même temps moins résistant. La consistance de la masse goitreuse est très spéciale, elle est devenue plus molle, comme *chiffonnée.*

A partir du 11 mars, le malade, dont l'état général est parfait, prend 1$^g$25 de thyro-iodine par jour (5 tablettes).

Il quitte l'Hôtel-Dieu le 12 mars, étant obligé de rentrer chez lui. Voyez, figure 2, sa photographie le jour de son départ.

A cette date, il a pris, du 15 février au 11 mars, 71 tablettes

(17$^g$75). Chaque tablette était de 25 centigrammes et contenait, par conséquent, 0$^g$00008 d'iode, ce qui donne, en tout, pour les 71 tablettes, 0$^g$00568 d'iode ou 0$^g$0568 de thyro-iodine pure de Baumann, mélangée à 17$^g$694 de lactose (1).

Et maintenant, Messieurs, que je vous ai rappelé l'histoire de cet intéressant malade, je vais vous demander quelque peu d'attention pour m'aider à vous exposer les quelques considérations de pathologie générale et d'anatomie pathologique que je voudrais développer devant vous, pour vous faire comprendre ce que c'est qu'un goitre en général, et quels sont les divers types des tumeurs du corps thyroïde que vous pourrez rencontrer, pour vous dire ce que c'est que l'iodothyrine et comment il est possible de se représenter son action thérapeutique, bref pour fixer vos idées sur certains points un peu obscurs et pour semer dans vos esprits des notions qui seront peut-être un jour le point de départ de travaux importants.

La pathologie du corps thyroïde comprend l'étude des processus inflammatoires et des processus néoplasiques de la glande. Conformément à l'usage que j'ai adopté, je commencerai par vous exposer, aussi brièvement que possible, quelques considérations sur l'anatomie et la physiologie de l'organe dont nous allons étudier les maladies, car je crois qu'il est indispensable de connaître la constitution et le fonctionnement d'un organe lorsqu'on se propose de bien comprendre les processus pathologiques dont il peut devenir le siège.

Malheureusement l'anatomie et la physiologie du corps thyroïde sont encore entourées de quelques obscurités, et

---

(1) J. D... habite loin de Lyon. Nous n'avons pu le revoir depuis le 11 mars, mais il nous a écrit le 5 avril dernier « qu'il a continué de prendre, depuis sa sortie de l'Hôtel-Dieu, ainsi. du reste, que nous le lui avions recommandé, 4 tablettes par jour, qu'il va très bien, que son cou a beaucoup diminué, qu'il ne mesure plus, en haut, que 0$^m$43 centimètres, et en bas, que 0$^m$47 ». Après un traitement d'une cinquantaine de jours, la circonférence du cou aurait donc diminué de 9 à 10 centimètres.

pour une fois, la base anatomo-physiologique sur laquellle je voudrais m'appuyer n'est pas absolument solide. L'état d'incertitude dans lequel nous allons nous trouver dès le début de cette étude, vous expliquera aussi les quelques restrictions que je serai obligé de faire, en ce qui concerne la pathologie de la thyroïde. Je crois néanmoins vous être utile, en vous résumant les quelques notions que l'on peut considérer comme acquises et en vous mentionnant les principales hypothèses que l'on peut faire pour coordonner ces notions.

Au point de vue anatomique, vous savez que l'on admet assez généralement, que les vésicules thyroïdiennes sont composées de cellules toutes de même origine et de même ordre. L'hypothèse de Langendorff, d'après laquelle il existerait deux types cellulaires, est démontrée inexacte par le fait que signale Wanner dans les *Archives de Virchow* de 1899 (vol. CLVIII, à savoir, que l'anémie expérimentale transforme les cellules du « type principal », pour employer le langage de Langendorff, en « cellules colloïdes »; ainsi est établi le bien fondé de l'opinion émise dans le traité de M. le professeur Renaut, d'après laquelle c'est au moyen d'artifices de préparations que l'on peut mettre en évidence deux types cellulaires dans les follicules au repos, d'après laquelle, s'il préexiste deux types cellulaires, l'un est une modification de l'autre.

Ainsi, au point de vue anatomique, la question est simple, mais il en est tout autrement au point de vue physiologique. Cette glande, qui semblait ne pouvoir servir qu'à jouer un rôle de soupape de sûreté pour la circulation cérébrale, et dont la physiologie n'existait pas il y a vingt ans, est devenue rapidement l'organe le plus compliqué à comprendre, et celui à propos duquel on a imaginé le plus grand nombre d'hypothèses.

On peut grouper celles-ci en deux grandes catégories : celles qui envisagent la glande comme sécrétant un principe utile, et celles qui la considèrent, comme détruisant des substances toxiques.

Vous lirez avec fruit, sur ce sujet, la thèse de votre ancien camarade Chapelier (Lyon 1900) ainsi que la Revue générale qu'il a faite dans la *Gazette des hôpitaux* du 20 juillet 1901. Depuis ces articles, il a paru un travail d'Oswald dans les *Archives de Virchow* (1902) et diverses notes de Blum dont la lecture est intéressante. Tenez compte aussi des recherches expérimentales récentes d'Edmunds (*Journ. of Pathol. and Bacteriol.*, 1902) qui confirment celles plus anciennes de Gley sur le rôle des glandes parathyroïdes; enfin pour ceux d'entre vous qui lisent le hollandais, je signale le travail de Hertzberger (*Weekblad*, décembre 1902).

Les documents ne manquent pas, mais leur étude successive est souvent un peu ardue. Je crois vous rendre service en vous disant, non pas ce que contient chacun des mémoires que je vous signale, mais en vous donnant une impression un peu personnelle qui se dégage pour moi de toutes ces lectures, en cherchant à unir les unes aux autres les notions souvent très différentes et d'apparence même opposée que vous trouverez dans ces divers articles.

Il y a un fait sur lequel tout le monde est d'accord aujourd'hui, c'est l'existence dans la glande de ce principe iodé qu'a découvert Baumann, l'année avant sa mort, et dont l'étude a été continuée par ses élèves. On considère que le liquide colloïde des vésicules contient un principe iodé sous forme d'une combinaison complexe. Il s'agirait d'une nucléo-albumine iodée, que l'on séparerait, par un premier dédoublement, en nucléine et albumine; la nucléine contiendrait presque tout le phosphore de la molécule complexe, et l'albumine iodée contiendrait presque tout l'iode, plus 0,5 p. 100 de phosphore. Par un second dédoublement de cette albumine iodée on arriverait à séparer, d'un côté de l'albumine, et de l'autre, un corps iodé, auquel Baumann avait donné le nom de « thyro-iodine » et qu'il distinguait de la « thyroïdine » par laquelle on désignait, avant lui, l'extrait sec complet de toute la thyroïde. Mais aussitôt après la mort de Baumann, un chimiste, M. Bayer, trouvant qu'il y aurait une confusion entre les produits commerciaux appelés « thyroïdines » et la « thyro-iodine » de Baumann, appela cette dernière substance l' « iodothyrine ». En même temps, il faisait savoir que son « iodothyrine » était mélangée avec du sucre de lait, dans une proportion d'environ 1 p. 300, afin d'être plus maniable. Le produit qu'avait obtenu Baumann se maniait, en effet, par milligrammes. Bayer pensa qu'il y avait avantage à manier ce produit par centigrammes et. de fait, vous entendrez parler de malades prenant 10, 20, 50 centigrammes, voire 1 gramme d'iodothyrine. Il est bon que vous sachiez qu'il ne s'agit pas, dans ces cas, du principe iodé dont parlent Baumann et Roos, mais bien du produit de Bayer, et si jamais vous vouliez essayer vous-mêmes d'isoler l'iodothyrine en suivant pas à pas la technique de Baumann (*Zeits. f. physiol. Chemie*, 1896 ne vous avisez pas de donner la poudre que vous obtiendriez par doses de quelques centigrammes, car ce serait une dose dangereuse, ce serait par milligrammes qu'il faudrait la manier, à moins que vous ne mélangiez aussi votre produit avec 300 fois son poids de lactose comme Bayer. Dans la pratique vous n'avez pas à tenir compte de ces calculs, car le produit pur n'existe pas dans le commerce.

Le principe iodé de la thyroïde lorsqu'il est pur contient environ 1/10 d'iode. Si nous cherchons à nous rendre compte à quelle quantité d'iode correspond une pastille de 0,25 d'iodothyrine de Bayer, c'est-à-dire celles qui sont actuellement seules dans le commerce, vous verrez qu'il y a dans chaque pastille pesant 0ᵍ25 une quantité correspondant à 0ᵍ0008 d'iodothyrine pure et par conséquent 0ᵍ00008 d'iode.

Une quantité d'iode inférieure à un dix-milligramme aurait donc des effets thérapeutiques, car d'après Roos (*Zeits. f. physiol. Chemie*, 1896 le rôle de l'iode n'est pas niable et si on supprime l'iode de l'iodothyrine, le principe perd toute son action et, d'autre part, une dose de la préparation de Bayer de 0,25 produit une action non douteuse, consistant chez certains malades en une tachycardie notable.

Peut-on réellement croire qu'une dose d'iode aussi insignifiante puisse jouer un rôle quelconque? En réponse à cette question je vous rappelle, Messieurs, que dans la présure, par exemple. il y a aussi des doses infinitésimales de calcium, qui sont indispensables pour que la présure puisse coaguler le lait ; qu'il y a dans les oxydases des doses infinitésimales de manganèse, dont la présence est absolument indispensable, ainsi que cela résulte des travaux de Bertrand et de Duclaux, et qu'en somme, toutes les diastases contiennent un corps simple, un métal ou un métalloïde, qui entre dans leur constitution dans une proportion absolument impondérable, mais cependant indispensable.

Un fait de même ordre se retrouve en minéralogie. Vous savez que ce qui donne aux améthystes leur couleur violette, c'est une quantité de manganèse incorporée au quartz dans des proportions que les chimistes n'ont jamais pu doser, que ce qui donne aux émeraudes, aux rubis, aux saphirs leur couleur verte, rouge, bleue, c'est encore soit du fer, soit du cobalt, soit de l'urane, soit d'autres métaux, dans des proportions non pondérables ; il semble donc que ce ne soit pas un fait absolument exceptionnel que de voir des quantités infinitésimales d'un métal avoir dans la constitution d'un corps une importance considérable.

Ce que vous entendez dire aujourd'hui sur l'argent colloïdal et la mousse de platine est encore de même ordre (1). Les corps peuvent exister soit sous forme d'ions, pour adopter le langage moderne de la chimie, soit sous une forme allotropique, dans laquelle ils jouent des rôles comparables à des ferments. Lorsqu'ils sont à l'état d' « ions », ils peuvent être électrisés positivement, « anions, » ou négativement, « cathions, » et les anions attirent les cathions, et réciproquement, il en résulte la formation de corps complexes qui correspondent aux sels. Mais les corps ne sont pas toujours à l'état d'ions, et dans l'iodothyrine précisément, l'iode n'est pas à l'état d'ion, il est à l'état colloïdal et au lieu d'avoir les réactions de l'iode il joue le rôle d'un ferment. C'est avec cette conception de la constitution d'un ferment, dans lequel l'iode entre au même titre que le calcium dans la présure, ou le manganèse dans les oxydases, que l'on peut le mieux comprendre le rôle thérapeutique que joue l'iodothyrine,

(1) NETTER et SALOMON. *Presse méd.*, 1913.

rôle qui correspond, sans aucun doute, à un rôle physiologique de cette substance à l'état normal. Je vous rappelle que Baumann avait dit que la thyro-iodine contenait 1/10 d'iode et en outre 0,5 p. 100 de phosphore libre. En lisant la dernière communication de Kocher au congrès des chirurgiens allemands, on se demande si cet antagonisme que signale le chirurgien bernois entre l'action de l'iode et celle du phosphore sur la thyroïde, ne correspondrait pas à l'existence de deux ferments, dont l'un serait iodé et l'autre phosphoré, dont l'un serait absent dans les cas dits « d'hypothyroïdation » : et l'autre dans les cas dits « d'hyperthyroïdation » ; mais il s'agit là d'une simple hypothèse que je vous signale en passant. N'anticipons pas sur l'avenir et demandons-nous seulement quel est le rôle de celui de ces deux ferments dont l'existence est certaine, le ferment iodé.

J'attire votre attention sur un travail de Justus (*Arch. de Virchow*, CLXX, p. 561, 1902), dans lequel cet auteur a montré qu'il y avait de l'iode dans presque toutes les cellules animales. Une planche que je fais passer sous vos yeux montre, en effet, la réaction de l'iodure de mercure dans les tissus traités seulement avec des sels de mercure, et dans d'autres, la réaction de l'iodure d'argent, là où on n'avait fait agir que de l'argent.

Il semble, lorsqu'on lit non seulement avec attention, mais encore un peu entre les lignes, les travaux que je vous ai cités, que le rôle de la thyroïde consiste à transformer l'iode des aliments en une combinaison organique iodée, dont toutes les cellules de l'organisme pourront faire leur profit, de sorte que la suppression de la glande laisse les cellules incapables d'assimiler elles-mêmes l'iode des aliments, qu'aucune autre glande ne transforme plus pour elles, et dès lors elles ne sont plus le siège des échanges organiques normaux. C'est ainsi que je crois qu'il faut se représenter le myxœdème et le crétinisme.

Mais comment devons-nous concevoir la pathogénie du goitre? Car c'est là où je voulais en venir, et ce n'est que pour vous faire comprendre quelle est ma conception du goitre que je vous ai parlé aussi longtemps de substances chimiques, sécrétées par la thyroïde, et que je vous ai dit à quel titre l'iode semblait jouer un rôle dans ces substances. Le principe iodé de la thyroïde est absolument insoluble dans l'eau distillée, et même l'eau distillée provoque la précipitation d'une solution, lorsqu'on en a obtenu une, par exemple, dans l'eau salée à 7 p. 1000 ou dans le sérum sanguin.

Je ne pense pas que le fait de boire de grandes quantités d'eau de fonte des neiges soit suffisant à lui seul pour provoquer la précipitation de l'iodothyrine dissoute dans le sang, et que le mécanisme soit aussi simple, mais il n'est pas impossible que dans les eaux qui ont la réputation d'être goitrigènes il y ait des principes solubles qui précipitent très activement l'iodothyrine. On sait déjà que l'acide carbonique et l'acide acétique sont doués de cette propriété; on peut imaginer encore beaucoup d'autres substances analogues.

Si l'iodothyrine en dissolution dans le sang et devant arriver aux cellules, est précipitée par un principe quelconque apporté par les eaux de boisson, cette substance, au lieu d'aller aux cellules qui en ont besoin, va se comporter comme toutes les substances contenues dans le sang sous une forme non dissoute : elle va être prise par des phagocytes et transportée dans des organes hématopoiétiques où naîtront des anticorps, c'est-à-dire des substances spécifiquement destructives de la diastase; lorsque le sang sera chargé de ces anticorps, il les transportera dans tout l'organisme et, en particulier, dans la glande thyroïde, où son action s'exercera d'une façon spécialement active.

Le résultat le plus immédiat que l'on peut supposer à la suite de cette pénétration dans la thyroïde d'un anticorps sera évidemment une réaction de défense, et par conséquent, une prolifération cellulaire et une hypersécrétion d'iodothyrine. Si les *conditions que nous avons supposées au début persistent*, c'est-à-dire si l'iodothyrine est précipitée au lieu de pouvoir se rendre aux cellules de l'organisme qui la réclament, le mécanisme continuera, on verra de plus en plus le

ferment précipité pénétrer dans les organes hématopoiétiques, donner naissance à de nouvelles quantités d'anticorps,
et de plus en plus aussi, ces anticorps spécifiques irriter la
glande thyroïde et en provoquer la prolifération. C'est par
un mécanisme semblable que naissent très vraisemblable-
ment les goitres.

Le goitre est en effet, au début, une prolifération cellulaire, qui ne diffère en rien des proliférations glandulaires
que l'on constate dans les reins, dans les capsules surré-
nales, etc., après l'ablation de l'autre organe symétrique,
c'est-à-dire dans les cas d'hypertrophie compensatrice. Il est
rare que le goitre reste à ce stade et que l'on ne constate
pas d'autres troubles qu'une hypertrophie compensatrice ;
en général, il survient des phénomènes d'irritation, dont les
uns sont peut-être attribuables à des infections microbien-
nes, les autres, à des auto-intoxications parties des cellules
privées de leur iode normal et réagissant sur la glande. On
peut supposer encore beaucoup d'autres facteurs, et tous ces
facteurs réunis arriveront à faire naître dans la glande, non
plus seulement une hypertrophie compensatrice, non plus
une inflammation, mais une véritable tumeur, qui sera
d'abord une tumeur bénigne, mais qui pourra évoluer vers la
tumeur maligne, vers le cancer, ainsi que cela se passe dans
d'autres organes chroniquement enflammés.

L'étude des goitres a été faite dans trois centres différents :
en Autriche, en Suisse et à Lyon. Mais si en Suisse, si à Lyon
on a beaucoup discuté, avec fruit, sur les meilleurs procédés
opératoires, il faut reconnaitre que nulle part encore l'anatomie pathologique des goitres n'a été faite comme à Vienne.
Aucun travail n'est encore comparable à celui de Wœlfler
(*Arch. f. klin. Chir.*, vol. XXIX), bien que celui-ci date de
vingt ans.

Vous trouverez dans les excellentes thèses de Rivière,
de Bérard, d'Orcel, de Carrel-Billard, etc. — toutes sorties de
la Clinique — des documents de premier ordre, que je vous
engage à étudier avec grand soin, mais nulle part vous ne
trouverez vingt-cinq planches microscopiques, représen-
tant autant d'aspects différents des principales formes de

tumeurs thyroïdiennes, que dans le travail de Wœlfler.
Malheureusement le texte qui accompagne ce volumineux
mémoire n'est pas toujours très clair. Il y a souvent des
notions que nous interprétons actuellement d'une façon
différente de celle qui est donnée par l'auteur, et souvent il
y a des phrases dont on est obligé de faire une véritable
étude pour les comprendre. J'ai fait cette étude pour vous
en éviter la peine et je crois devoir vous donner quelques
fils conducteurs qui vous permettront de suivre la pensée
de l'auteur.

Le travail de Wœlfler commence par une description
macroscopique de la glande, dans laquelle je relève la
mention de l'existence d'une couche corticale et d'une
couche médullaire. La figure 2 représente un corps thyroïde d'enfant, dans lequel on voit, en effet, une vague
apparence d'une couche corticale, mais c'est surtout sur la
figure 8 et la pl. xxxiv que l'on voit nettement cette couche
corticale dans laquelle il existe aussi des follicules thyroïdiens, mais dont la fonction semble différente de celle des
follicules de la couche médullaire, puisque Biondi a montré
ultérieurement par des expériences sur des animaux que la
décortication de la glande était suivie d'accidents myxœdémateux, alors que, si on conserve la couche corticale seule,
on n'observe pas de cachexie strumiprive. On rencontre des
formes de goitres où la région médullaire seule est prise, tan-
dis que la couche corticale est indemne de dégénérescence.
Dans ces cas, il se produit assez facilement un clivage naturel
entre la couche corticale et la couche médullaire, et on peut
enlever toute la substance médullaire en respectant la couche corticale. C'est cette opération que M. Poncet a propo-
sée sous le nom d'*énucléation massive* et que nous l'avons
vu pratiquer maintes fois. Elle est beaucoup moins dangereuse que la thyroïdectomie sous-capsulaire, soit au
point de vue opératoire immédiat, soit au point de vue
tardif, en ce qui concerne les accidents myxœdémateux (1).
Assurément cette opération n'est pas toujours possible, puis-

(1) Du Clot. *De l'énucléation massive des goitres*, Th. de Lyon, 1901.

qu'à l'état normal on ne peut pas trouver sur une glande
saine le plan de clivage qui sépare les deux couches, mais
c'est le mérite de Wœlfler d'avoir montré au point de vue
histologique, et de M. Poncet d'avoir établi au point de vue
chirurgical, qu'il existait une forme de goitres, pour lesquels
l'énucléation des noyaux selon la technique de Socin n'était
pas possible, et où, au contraire, on pouvait pratiquer une
autre opération, qui n'est pas plus dangereuse. alors que la
thyroïdectomie, même partielle, sous-capsulaire, serait plus
grave.

Un jour peut-être cette question sera-t-elle reprise. On
s'apercevra alors qu'il existe des lésions portant plus spécialement sur la couche corticale, et d'autres, qui sont
plus volontiers d'origine médullaire, mais ce n'est pas la
tendance actuelle des anatomo-pathologistes, et je ne
connais pas d'autre travail que celui de Wœlfler dans
lequel cette distinction soit faite. La planche 24 du travail
de Wœlfler, dans laquelle on voit nettement ces deux couches, représente un type de goitre qui est attribuable à une
inflammation chronique et non à une tumeur, et cette forme
survient avec une fréquence relativement assez grande. Ce
sont des cas dans lesquels l'hypertrophie du corps thyroïde
est de tous points comparable à l'hypertrophie de la rate
dans le paludisme ou à l'hypertrophie du foie dans certaines
cirrhoses. Ces cas ne sont pas des tumeurs et c'est pour
eux qu'est applicable la pathogénie que j'ai invoquée tout
à l'heure, mais la grande majorité des goitres sont des
tumeurs, et c'est maintenant de la classification des goitres
véritablement néoplasiques que je vais vous entretenir.

D'après Wœlfler on doit diviser les goitres néoplasiques
en néoplasmes bénins et néoplasmes malins. Les premiers
sont : 1° l'adénome fœtal; 2° l'adénome colloïde gélatineux ;
3° l'adénome myxomateux; 4° l'adénome cylindro-cellulaire.
Les tumeurs malignes sont : l'adénome malin, le carcinome
dans ses trois formes : alvéolaire, épithélial pavimenteux
et épithélial cylindrique. Enfin on observe des tumeurs conjonctives, des sarcomes et des angio-sarcomes.

Cette classification a quelque chose qui nous choque

immédiatement, étant donné notre habitude de concevoir les tumeurs, comme des proliférations d'un type cellulaire préexistant. Nous concevons les tumeurs bénignes comme des proliférations ordonnées de cellules, et les tumeurs malignes, comme des proliférations désordonnées de ces mêmes cellules, mais nous ne pouvons pas nous imaginer comment une glande, dont les cellules épithéliales ne correspondent qu'à un type unique, pourrait donner naissance à des adénomes de divers types, et à des cancers aussi bien cylindriques que pavimenteux.

Cependant, de ce que nous concevons autrement les faits, il ne s'ensuit pas que nous puissions nier ceux qui sont bien observés, et nous sommes obligés d'en tenir compte, tout en restant libres de les interpréter autrement.

En ce qui concerne l'adénome fœtal, l'idée de Wœlfler est celle-ci : il existe dans certains corps thyroïdes des germes inclus, qui ne se sont pas développés au moment de la croissance, et qui ne font pas partie de la glande à proprement parler : ces germes n'existent pas dans toutes les glandes thyroïdes, et il est bien possible que leur présence soit attribuable à l'existence d'un goitre chez les parents, c'est-à-dire qu'on les rencontre plus fréquemment dans les pays où le goitre est endémique : toujours est-il, que c'est aux dépens de ces germes inclus, que se développent, d'après Wœlfler, les adénomes fœtaux.

La caractéristique de ces tumeurs, au point de vue histologique, c'est que le tissu reproduit toutes les phases du corps thyroïde en voie de développement, et que l'on rencontre souvent des points où les follicules ne contiennent pas de substance colloïde. Au point de vue microscopique les adénomes fœtaux ont ce caractère important, qu'étant nés en dehors de la glande, et n'en faisant pas partie, à proprement parler, ils sont énucléables et constituent des tumeurs parfaitement isolées du reste de la glande, absolument comme les adénomes du sein. C'est en général un seul adénome qui a commencé, puis les autres noyaux sont survenus comme des métastases intra-glandulaires de la tumeur initiale. Un pas de plus, et l'on verra apparaître les méta-

stases à distance, celles que l'on a appelées les goitres métastatiques ou les adénomes malins. Les adénomes fœtaux
doivent donc comprendre une certaine catégorie de goitres,
qui sont, en général, constitués par des noyaux isolés et
intra-glandulaires, mais qui peuvent aussi devenir extra-
glandulaires, et se généraliser dans les os et les organes
viscéraux.

A côté du goitre fœtal de Wœlfler, on rencontre des
formes que l'auteur a considérées comme développées dans
un corps thyroïde normal, mais que nous devons considérer
aussi bien que l'adénome fœtal comme des formes d'origine
embryonnaire : ce sont les formes qu'il appelle : l'adénome
myxomateux et l'adénome cylindrique. Aussi bien pour
l'une que pour l'autre de ces deux formes, on voit qu'elles
n'ont aucun rapport de structure avec la glande normale.
Les cellules qui les composent sont, à n'en pas douter,
d'après les dessins même de Wœlfler, des cellules dérivées
du canal de Bochdalek ou du canal thyréo-glosse. Vous
trouverez, dans le numéro de la *Revue de chirurgie* du 10 février 1903, un travail de MM. Fredet et Chevassu sur les
kystes de ces canaux; Il faut savoir que les vestiges cellulaires inclus ne donnent pas seulement des kystes, mais
encore des adénomes, et que les tumeurs dont je vous parle
rentrent dans ce cadre.

Ces adénomes cylindro-cellulaires sont précisément les
types bénins de ces tumeurs cancéreuses cylindro-cellulaires que signale aussi Wœlfler, en parlant des tumeurs
malignes. Vous voyez donc que s'il existe un grand nombre
de types histologiques de tumeurs bénignes et de tumeurs
malignes de la thyroïde, on peut arriver à réduire ces
types, de telle sorte que si l'on élimine tous ceux qui correspondent à un développement tardif de débris cellulaires
inclus, il n'en subsiste plus en fin de compte que deux dont
nous n'avons pas encore parlé et qui sont : l'un, l'adénome
inter-acineux, et l'autre, l'adénome papillaire, tumeurs qui
correspondent, l'une, aux figures 14, 15, 16 de Wœlfler,
l'autre aux figures 18 et 19.

Il s'agit, dans les deux cas, de tumeurs nées aux dépens

d'une glande préalablement normale, de tumeurs qui pour-
raient survenir chez n'importe quel sujet, et qui ne sont,
par conséquent, pas du tout, des adénomes fœtaux ou des
tumeurs provenant de débris inclus du canal thyréo-glosse.
Pourquoi y a-t-il deux types de ces tumeurs? Doit-on supposer que l'un de ces types correspond à l'adénome thyroïdien, et l'autre à l'adénome para-thyroïdien? C'est là une
simple hypothèse, et on peut penser aussi que des conditions différentes ont fait proliférer le même épithélium
tantôt en dedans, tantôt en dehors. Toujours est-il que ces
deux formes d'adénomes correspondent à la grande majorité des tumeurs bénignes du corps thyroïde, et que ce
sont des formes qui constituent le goitre charnu avec
noyaux intraglandulaires non énucléables, ou bien avec
kystes produits par résorption des trabécules intermé-
diaires. Démontrera-t-on un jour que les tumeurs qui sont
suivies de myxœdème sont celles qui ont le caractère inter-
acineux, alors que celles qui s'accompagnent de basedo-
wisme sont celles qui ont les caractères papillaires : c'est là
une hypothèse que certaines observations d'Edmunds ten-
draient à faire admettre mais qu'il est prématuré d'affirmer.

En résumé, les goitres bénins sont : soit des hypertrophies
chroniques, soit des tumeurs, et les tumeurs sont : soit
d'origine congénitale, en supposant une inclusion embryonnaire, soit des tumeurs nées dans une glande préalablement normale.

Les tumeurs d'origine congénitale sont les adénomes
fœtaux et les adénomes branchiaux; les tumeurs non
congénitales sont les adénomes inter-acineux et les adénomes papillaires. Toutes les modifications secondaires
telles que les hémorragies, les scléroses, les ossifications
et les calcifications sont, au même titre que les ramollis-
sements et les dégénérescences kystiques, à considérer
comme étant secondaires et attribuables à des troubles de
circulation, par conséquent ne doivent pas entrer en ligne
de compte dans une classification.

Restent les tumeurs malignes. J'ai dit déjà ce que je
pensais des soi-disant goitres métastatiques que l'on ap-

pelle maintenant des adénomes malins. Ce sont, à mon avis, des adénomes fœtaux généralisés, et ce n'est pas le type de l'épithélioma thyroïdien, développé sur une glande préalablement normale et ne contenant pas de cellules embryonnaires incluses.

Le véritable type de l'épithélioma thyroïdien est celui qui est reproduit à la figure 48 du travail de Wœlfler, et qui consiste dans une prolifération de cellules du type thyroïdien, sans formation de follicules, mais avec sécrétion de substance colloïde qui se répand alors dans les espaces conjonctifs. Les types qui sont représentés aux figures 49, 52 et 53 sont des épithéliomas branchiogènes; ils n'ont rien à voir avec les épithéliomas thyroïdiens vrais.

En dehors des épithéliomas, on doit faire une large part aux tumeurs conjonctives. Il existe des sarcomes, des endothéliomes, des myomes et des névromes dans le corps thyroïde. On peut voir aussi des tumeurs métastatiques intra-thyroïdiennes, telles que des noyaux mélaniques dans des cas de sarcome mélanique, à point de départ choroïdien.

En somme, la variété des tumeurs que l'on est exposé à rencontrer dans le corps thyroïde est extrême et l'on peut presque dire que le corps thyroïde est l'organe dans lequel on trouve la plus grande variété de tumeurs.

Il est un point sur lequel je voudrais revenir en terminant, c'est celui du lien qui unit, pathogéniquement parlant, les inflammations chroniques et les tumeurs de la thyroïde. Beaucoup de goitres sont des inflammations chroniques du corps thyroïde, et beaucoup sont des tumeurs. A quel moment et sous quelle influence voit-on une inflammation chronique se transformer en une tumeur? Cette question se pose constamment à propos de beaucoup d'organes, et je n'ai pas besoin de rappeler les discussions que vous connaissez relativement à la maladie kystique du sein, aux mastites chroniques et aux fibromes de la mamelle. La transformation d'une tumeur bénigne en une tumeur maligne, et la transformation d'une inflammation chronique en une tumeur bénigne, voilà deux faits analogues que proclame la clinique, mais que l'anatomie pathologique n'a pas encore bien expliqués. C'est dans l'étude des goitres que vous serez le plus embarrassés pour délimiter nettement les tumeurs malignes et les tumeurs bénignes, ainsi que les tumeurs bénignes et les inflammations chroniques.

Je crois que l'on trouvera un jour la clef de ces problèmes dans l'étude des anticorps spécifiques qui agissent sur les cellules de notre organisme, et que ce n'est ni du côté des microbes ni du côté d'un autre parasitisme quelconque, qu'il faut chercher la solution de la pathogénie des inflammations spécifiques, celle des tumeurs bénignes et celle des tumeurs malignes en général.

Je termine en vous engageant à entrer résolument dans la voie de l'étude de la chimie, et à abandonner provisoirement le terrain de l'anatomie pathologique et de la bactériologie, pour y revenir plus tard, lorsque beaucoup de notions nouvelles empruntées au domaine de la chimie seront parfaitement établies. Je crois que vous ferez faire plus de progrès à la question des goitres, en vous engageant dans le chemin qu'a tracé Baumann, que si vous suiviez encore la grande voie battue, dans laquelle vous marcheriez à côté de Wœlfler.

PARIS. — IMPRIMERIE F. LEVÉ, 17, RUE CASSETTE

PARIS. — IMPRIMERIE F. LEVÉ, RUE CASSETTE, 17

9 782019 942724